BEI GRIN MACHT SICH IHR WISSEN BEZAHLT

- Wir veröffentlichen Ihre Hausarbeit,
  Bachelor- und Masterarbeit

- Ihr eigenes eBook und Buch -
  weltweit in allen wichtigen Shops

- Verdienen Sie an jedem Verkauf

Jetzt bei www.GRIN.com hochladen und kostenlos publizieren

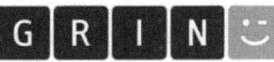

Bibliografische Information der Deutschen Nationalbibliothek:

Die Deutsche Bibliothek verzeichnet diese Publikation in der Deutschen National-
bibliografie; detaillierte bibliografische Daten sind im Internet über http://dnb.d-
nb.de/ abrufbar.

Dieses Werk sowie alle darin enthaltenen einzelnen Beiträge und Abbildungen
sind urheberrechtlich geschützt. Jede Verwertung, die nicht ausdrücklich vom
Urheberrechtsschutz zugelassen ist, bedarf der vorherigen Zustimmung des Verla-
ges. Das gilt insbesondere für Vervielfältigungen, Bearbeitungen, Übersetzungen,
Mikroverfilmungen, Auswertungen durch Datenbanken und für die Einspeicherung
und Verarbeitung in elektronische Systeme. Alle Rechte, auch die des auszugsweisen
Nachdrucks, der fotomechanischen Wiedergabe (einschließlich Mikrokopie) sowie
der Auswertung durch Datenbanken oder ähnliche Einrichtungen, vorbehalten.

Impressum:

Copyright © 2016 GRIN Verlag, Open Publishing GmbH
Druck und Bindung: Books on Demand GmbH, Norderstedt Germany
ISBN: 9783668582156

Dieses Buch bei GRIN:

http://www.grin.com/de/e-book/379671/strukturierte-und-prioritaetenorientierte-
patientenversorgung-akronyme

Achim Thamm

Strukturierte und prioritätenorientierte Patientenversorgung. Akronyme in der präklinischen Notfallmedizin

GRIN Verlag

GRIN - Your knowledge has value

Der GRIN Verlag publiziert seit 1998 wissenschaftliche Arbeiten von Studenten, Hochschullehrern und anderen Akademikern als eBook und gedrucktes Buch. Die Verlagswebsite www.grin.com ist die ideale Plattform zur Veröffentlichung von Hausarbeiten, Abschlussarbeiten, wissenschaftlichen Aufsätzen, Dissertationen und Fachbüchern.

Besuchen Sie uns im Internet:

http://www.grin.com/

http://www.facebook.com/grincom

http://www.twitter.com/grin_com

Fallstudie

Präklinische Anwendung von
SSS, ABCDE-, SAMPLER- & OPQRST

Eingereicht zur Anerkennung Rettungssanitäter NHF

Dezember 2016

Inhaltsverzeichnis

1.0 Einleitung

1.1 Einsatzmeldung

In den Morgenstunden eines Sommertages werden sie als Notarztwagenbesatzung durch die Rettungsleitstelle alarmiert. Die Einsatzmeldung lautet Person in Zwangslage. Im Einsatzfahrzeug erhalten sie durch die Leitstelle über Mobiltelefon weitere Information. Es würde sich bei dem Patienten um einen 59-jährigen, männlichen Person handeln, der unter einem landwirtschaftlichen Fahrzeug eingeklemmt sei. Er hätte seine Frau von der Unglücksstelle aus informiert und diese hätte den Notruf abgesetzt. Bei der Einsatzstelle handelt es sich um einen Steilhang eines Rebbergs (Weinberg). Parallel zu ihnen ist die Freiwillige Feuerwehr der Gemeinde, die Rettungswagenbesatzung von ihrem Standort und die Polizei alarmiert.

Der Einsatzort befindet sich in einer 8 Kilometer entfernten Gemeinde. Nach einer 10-minütigen Einsatzfahrt wird diese von der Rettungswagenbesatzung und ihnen erreicht.

Ab dem Zeitpunkt der Alarmierung durch die Leitstelle beginnt für sie ein strukturiertes Einsatzmanagement (Scene, Safety, Situation und Support). Dabei beachten sie u.a. die Wetterlage (aktuell +20°C, kein Wind, wolkenfreier Himmel), die Straßenverhältnisse (wie trocken, sauber, Verkehr), mögliche Gefahren bei der Einsatzfahrt mit Sonder- und Wegerechten (u.a. das Verhalten anderer Verkehrsteilnehmer bei Annäherung von Einsatzfahrzeugen im Einsatz) und denen an der Einsatzstelle (nach einer Gefahrenmatrix 4A, 1C, 4E).

Die Einsatzörtlichkeit ist ihnen bekannt, sie wissen, dass sich diese in einer geographisch ungünstigen Lage zum nächsten Spital der Maximalversorgung befindet. Ein Transport bodengebunden würde eine etwa 35-minütige Transportzeit bedeuten. Bei der Einsatzmeldung gehen sie potentiell von einem schwerverletzten Patienten aus, welches zu einer frühzeitigen Überlegung eines nachzufordernden Rettungshubschraubers führt.

An die Einsatzstelle können sie bis etwa 80 Meter heranfahren. Aus dem Fahrzeug heraus verschaffen sie sich einen groben ersten Überblick. Sie nehmen an einem Steilhang einen Schmalspurschlepper, der mit einem Anhänger umgekippt auf der Seite liegt, wahr. Bei dem Fahrzeug handelt es sich um ein landwirtschaftliches Fahrzeug ohne aufgesetzte Fahrerkabine. Auch nehmen sie an der Einsatzstelle bereits Einsatzfahrzeuge und mehrere Einsatzkräfte der Feuerwehr, sowie zivile Personen und zwei weitere landwirtschaftliche Fahrzeuge war. Der Notarzt und sie schätzen die Situation als potentiell kritisch ein. Sie entscheiden sich neben ihrer kompletten Einsatzkleidung auch die Helme anzuziehen und die Lederhandschuhe (Feuerwehrhandschuhe) mit zur Einsatzstelle zu nehmen. Für die Versorgung des Patienten nehmen sie die Notfallrucksäcke (Kreislauf und Beatmung inkl. HWS-Orthese, Sam Sling und Tourniquet), den Corpuls C3 und eine Absaugeinheit mit.

Auf dem etwa 80 Meter leicht steigenden Weg zur Unglücksstelle erhalten sie vom Kommandanten der Feuerwehr zusätzliche Informationen zur Unglücksstelle.

Bei dem Verletzten handele es sich um einen 59-jährigen, männlichen Mann. Er sei wach und hätte Schmerzen im linken Unterschenkel, mit dem er zwischen der Karosserie des Fahrzeuges und dem landwirtschaftlichen Boden eingeklemmt ist. Aus dem Schmalspurschlepper liefen bereits Betriebsstoffe (Diesel, Motoren- und Hydrauliköl) aus. Dadurch bestünde bereits an der Unglücksstelle eine erhöhte Rutschgefahr. Bei dem Anhänger handele es sich um einen sogenannten Sprühanhänger. Dieser habe im Tank nur Wasser, welches allerdings auslaufen würde. Mit diesen Informationen, kommen sie bei ihrem Patienten an.

Sie verschaffen sich einen initialen Ersteindruck des Patienten aus medizinischer Sicht. Den 59-jährigen, männlichen Patienten finden sie in Rückenlage liegend vor. Er reagiert prompt auf ihre namentliche Vorstellung. Hinweise auf äußere kritische Blutungen stellen sich nicht dar. Sie sehen, dass die linke Extremität ab dem mittleren Schienbeinbereich komplett unter dem Radkasten eingeklemmt ist, eine weitere Befundung ist derzeit noch nicht möglich. Auf die Frage wo er seine Hauptbeschwerden habe, antwortet er frei in ganzen Sätzen, dass sein linkes Bein schmerzen würde. Parallel haben sie an der rechten Arteria radialis den peripheren Puls getastet und den Hautzustand bewertet. Der Puls ist rhythmisch und kräftig, die Haut zeigt eine leichte Blässe, sie ist kühl und leicht schweißig. Initial ist der Patient auch neurologisch unauffällig. Aufgrund der allgemeinen Situation wird der Patient als potentiell kritisch eingestuft. Sie gehen von einer schwerwiegenden Extremitätenverletzung (z.B. schwere Quetschung, Sub- oder Totalamputation, Trümmerfraktur) aus. Dies wird entsprechend im Team kommuniziert um eine strukturierte und prioritätenorientierte Patientenversorgung sicherzustellen.

Sie positionieren sich am Kopf des Patienten und stabilisieren die Halswirbelsäule inline während durch den Notarzt mit dem ABCDE-Assessment begonnen wird. Die einzelnen Abschnitte des Assessments werden im Team kommuniziert. Auch findet während des Assessments eine Kommunikation mit dem Patienten statt. Folgende Informationen konnten aus dem ABCDE-Assessment gewonnen werden:

Airway (Atemwege)

- Die Atemwege sind frei. Die Inspektion des Mundraums gibt keinen Hinweis auf Verletzungen Der Patient spricht frei in ganzen Sätzen. Ihnen fällt eine leicht erhöhte Atemtätigkeit mit 22 Atemzügen in der Minute auf.

Breathing (Belüftung)

- Es liegen keine gestauten Halsvenen (Vena jugulares externa) vor und die Trachea ist mittelständig. Die Thoraxhebungen sind Atemsymmetrisch. Auskultatorisch liegt ein vesikuläres Atemgeräusch beidseitig vor. Parallel wird die Pulsoxymetrie am Patienten angelegt und 15 Liter Sauerstoff über eine Sauerstoffmaske mit Reservoir verabreicht. Der initiale SpO_2- Wert beträgt 96 Volumen %.

Circulation (Kreislauf)

- Der periphere Puls (P), die Rekapillarisierungszeit (Rekap.), das Hautkolorit und die Hautbeschaffenheit werden bestimmt. (P=94 S^{min-1}, Rekap. 2 Sek., Haut leichte Blässe, Kühl und leicht schweißig). Die Inspektion und Palpation des Abdomens zeigt sich unauffällig. Die Untersuchung des Beckens erfolgt nach dem KISS-Schema (Kinematik, Inspektion, Schmerz, Stabilisierung), aufgrund der Kinematik wird eine Beckenschlinge angelegt. Beide Oberschenkel (Inspektion und Palpation) ergeben keine Hinweise auf Verletzungen. Parallel wird der Wärmeerhalt vorbereitet und der Patient mit einer Rettungsdecke zugedeckt.

Zum jetzigen Zeitpunkt wird der Patient als C-kritisch eingestuft und der Rettungshubschrauber nachalarmiert. Eine eventuell kritische Blutung an der Extremität, welche derzeit noch durch die Fahrzeuglast komprimiert sein könnte, wird dabei berücksichtigt. Parallel zu dem Untersuchungsgang C wurde ein intravenöser Zugang (Gage 14) in der rechten Ellenbeuge gelegt und eine warme Infusion langsam infundiert. Eine weitere Interventionsmaßnahme bei diesem Untersuchungsabschnitt ist das Anlegen eines Tourniquets am linken Oberschenkel ohne es zum jetzigen Zeitpunkt zuschließen.

Disability (Neurologische Defizite)

- Der Patient reagiert spontan auf ihre Ansprache. Er ist konversationsfähig und orientiert. Er folgt Aufforderungen, z.B. heben sie mal 2 Finger der linken Hand adäquat. Bei der betroffenen Extremität beschreibt der Patient ein Taubheitsgefühl im Fußbereich und Schmerzen. Ein zwischenzeitlich erhobener Blutzuckerwert liegt bei 129 mg/dl. In der Glasgow-Coma-Scale erhält der Patient 15 Punkte.

Environment / Exposure (Umfeld, Entkleiden)

- In der erweiterten Untersuchung lassen sich zum jetzigen Zeitpunkt keine weiteren Begleitverletzungen feststellen. Durch den Notarzt werden noch einmal alle festgestellten Informationen unter Berücksichtigung der vorliegenden Situation zusammengefasst und reevaluiert.

Während dem durchgeführten ABCDE-Assessment wurden parallel Medikamente für eine Analgesie vorbereitet. Die Feuerwehr bereitete währenddessen die technische Rettung vor. Ferner konnte zwischenzeitlich eine erweiterte Anamnese nach dem SAMPLER-Schema erhoben werden.

Symptoms (Symptome):

- Schmerz im linken Bein

Allergies (Allergien):

- keine bekannt

Medication (Medikation):

- keine Dauermedikation

Past Medical History (Patientengeschichte / Vorerkrankungen):

- Keine Vorerkrankungen bekannt

Last Oral Intake (Letzte Einnahme):

- Frühstück am Morgen vor ca. 1 Stunde

Events Prior to Incident (Ereignis):

- Er habe die Kurve im Befahren des Steilhangs unterschätzt und wollte beim Umkippen des Fahrzeuges noch herunterspringen. Dabei sei er mit dem linken Bein hängen geblieben.

Risk Factors (Risikofaktoren)

- Wurden expliziert nicht erfragt.

Da keine Kontraindikationen für eine Analgesie mit Midazolam® und Ketanest® bestand wurden die Medikamente durch den Notarzt appliziert. In Absprache mit der Feuerwehr konnte jetzt das verunfallte Fahrzeug angehoben und der Patient aus seiner Zwangslage befreit werden. Er wurde dazu achsengerecht auf das vorbereitete Spine-Board gezogen. Während den Rettungsmaßnahmen konzentrierte sich eine Person um das verletzte Bein. Wäre es hier zu einer kritischen Blutung gekommen, so wäre die Indikation zum Schließen des bereits angelegten Tourniquets gestellt gewesen. Kontinuierlich wurde während der ganzen Versorgungzeit immer wieder das ABCDE-Assessments durchgeführt, damit keine Veränderungen des Zustandes übersehen wurden. Nach der Rettung des Patienten, wurde neben einem unauffälligen Reassessment auch die fokussierte Untersuchung der linken Extremität vorgenommen.

Bei Dieser stellte sich schnell die Diagnose einer schweren Quetschung im Bereich des Unterschenkels und Sprunggelenkes mit multiplen Schürfwunden. Die Arteria dorsalis pedis ist tastbar und eine Rekapillarisierungszeit am Fußrücken liegt etwa bei 2 Sekunden, motorisch können die Zehen bewegt werden. Der Patient wird vollimmobilisiert mit Fixierungsspinne, HWS-Orthese, Head-Blocks auf dem Spine-Board zum Rettungswagen getragen. Hier wird neben einem unauffälligen Reassessment ein erweitertes Monitoring durchgeführt (RR 164/100mmHg, EKG Sinusrhythmus, HF 94min^{-1}). Zusätzlich wird der betroffene Schien- und Sprunggelenkbereich mit einem SAM Splint geschient. Die primäre Einschätzung das der Patient kritisch wäre wurde durch das aktuelle Reassessmant revidiert. Aufgrund der stabilen gemessenen Werte konnte auch von einem Transport per Rettungshubschrauber abgesehen werden. Der Patient wurde bodengebunden in den etwa 35-minütigen Maximalversorger mit Notarztbegleitung transportiert. Auf dem Transport war der Patient immer stabil. Im Maximalversorger wurde der Patient an das Schockraumteam mit einem ABCDE-Schema übergeben.

1.2. Motivation zur Themenauswahl

Auf der Suche nach einem geeigneten Thema für diese Fallstudie, war ich als Notfallsanitäter am beschrieben Einsatz beteiligt. Nach dem Einsatz überlegte ich mir, was nimmst du aus diesem Einsatzverlauf mit, was auch andere Personen in der präklinischen Versorgung von Patienten interessieren und in ihrem Handeln weiterbringen könnte?

In den nächsten Tagen beschäftigte ich mich noch weiter mit diesen Gedanken, auch während meiner Nebentätigkeit als Dozent im Rettungsdienst und Freelancer im schweizerischen Rettungsdienst.

Einige Tage später hatte ich erneut Dienst auf dem Notarzteinsatzfahrzeug. Dieses Mal wurden wir zu einem internistischen Notfall, welcher im weiteren Verlauf zu einer Reanimation wurde, von einem Rettungswagenteam aus dem Nachbarort nachalarmiert.

In der Reflexion des Einsatzes fiel mir auf, das ein routiniertes Arbeiten zu einem Tunnelblick und Fehlern führen kann. Wo waren plötzlich all diese Buchstaben welche für ein strukturiertes Behandlungsschema stehen? Dies war für mich ausschlaggebend, sich intensiv mit der eigentlich bekannten Thematik eines strukturierten und prioritätenorientierten Handelns vor, während und nach einem Einsatz zu beschäftigen.

1.3 Fragenstellung

Im Rahmen dieser Fallstudie wird sich folgenden Fragestellungen gewidmet:

- Was bildet die Grundlagen in der präklinischen Versorgung von Patienten?
- Was sind die Inhalte von SSS, ABCDE, SAMPLER und OPQRST?
- Welchen Stellenwert haben Akronyme in der präklinischen Anwendung?
- Welche Möglichkeiten bieten sich an, eine gemeinsame Sprache bei der Patientenversorgung zu sprechen?

1.4 Ziel dieser Fallstudie

Diese Arbeit soll einen Überblick darüber verschaffen, welche Faktoren wichtig sind um eine strukturierte und prioritätenorientierte präklinische Patientenversorgung sicherzustellen. Jeder Patient der den Rettungsdienst benötigt, hat ein Anrecht auf eine adäquate präklinische Patientenversorgung. Daher ist es wertvoll sich in jedem Dienst persönlich, im Team und im Einsatz mit den wichtigsten Elementen einer strukturierten und prioritätenorientierten Patientenversorgung auseinanderzusetzen. Jeder Patient und Einsatz erfordert eine neue Herausforderung an den Helfer, doch sollte die Herangehensweise immer gleich sein. Mein persönliches Ziel, welches ich an diese Arbeit richte, ist mein strukturiertes Handeln zu stärken um Fehler zu vermeiden.

1.5 Abgrenzung

Diese Fallstudie beschäftigt sich mit der Grundthematik einer präklinischen Patientenversorgung. In Anlehnung an zertifizierte Kursformate (z.B. AMLS, PHTLS, AHA) werden die elementaren Akronyme aus dem Primary und Secondary Assessment betrachtet. Nicht im Detail bearbeitet werden die durchzuführenden, lebensrettenden Interventionsmaßnahmen, dies würde den Rahmen dieser Arbeit überfluten.

Zur besseren Lesbarkeit, wird in dieser Facharbeit für alle Qualifikationen im Rettungsdienst nur die männliche Geschlechtsform Helfer verwendet. Alle genannten Funktionen und Bezeichnungen gelten auch für das weibliche Geschlecht.

2.0 Analyse

2.1 Grundlagen in der Patientenversorgung

Wenn es zu einer Alarmierung des Rettungsdienstes kommt, dann besteht entweder ein bekanntes Leiden oder es ist ein akutes Ereignis vorausgegangen welches die Gesundheit beeinträchtigt hat. Gesundheit wird nach der Weltgesundheitsorganisation (WHO, World Health Organisation) wie folgt definiert: „Zustand des umfassenden körperlichen, geistigen und sozialen Wohlbefindens und nicht lediglich das Freisein von Krankheit und Schwäche" (Redelsteiner et al., 2011: S.245). Das Leitbild einer Krankheit ist eine Beeinträchtigung eines oder mehrerer Organsysteme mit Veränderungen des Gesundheitszustandes. Generell ist eine Krankheit für jeden Menschen meist eine unbekannte und unangenehme Situation (Redelsteiner et al., 2011: S.245-246). Daher werden von jedem Helfer im Einsatz unter Berücksichtigung seines Fachwissens und Könnens, seiner eigenen Persönlichkeit sowie der Situation angepasst, Handlungsentscheidungen erwartet. Diese Handlungskompetenz wird in sog. Kompetenzdimensionen aufgeteilt.

2.1.1 Fachliche Kompetenz

Hier handelt es sich um die Fähigkeit, fachbezogenes und fachübergreifendes Wissen im Zusammenhang zu verstehen, es zu intensivieren und kritisch zu hinterfragen, um es adäquat in Handlungszusammenhängen anzuwenden. Es ist auch die Fähigkeit erworbenes Wissen aus der Berufsausbildung im Rahmen von Aus-, Fort- und Weiterbildungen sowie einem angemessenen Selbststudium zu festigen und zu vertiefen (Ohder et al. 2016: S. 35).

2.1.2 Personale Kompetenz

Beschreibt die Persönlichkeitseigenschaften welche sich mit den Fähigkeiten und Bereitschaften für eine persönliche und berufliche Weiterentwicklung befasst. Sie umfasst bspw. ein eigenverantwortliches Handeln, Verantwortung zu übernehmen und den anfallenden Anforderungen sowie Erwartungen gerecht zu werden. Ebenso sollte neben einer kritischen Selbstreflexion auch eine ausgeprägte Lernbereitschaft sowie Lernfähigkeit dazu gehören (Ohder et al. 2016: S. 35).

2.1.3 Soziale Kompetenz

Souveränität, Fairness, Empathie, Kooperation, Ehrlichkeit, verlässliches Auftreten bzw. Handeln und ein konstruktiver Umgang z.B. mit Patienten und Teammitgliedern sind die Kernpunkte für eine soziale Kompetenz des Helfers. Besonders hervorzuheben ist die Teamfähigkeit sowohl in der Teamführer- wie auch in der Teamhelferrolle.

Ebenso gehört hierzu, wie weit ein Helfer in der Lage ist, konstruktive Rückmeldungen anderen geben zu können, bzw. konstruktive Kritik von anderen über seine Person akzeptiert (Ohder et al. 2016: S. 35).

2.1.4 Methoden Kompetenz

Diese Form der Kompetenz beinhaltet die Fähigkeit des Helfers, vorgegebene Handlungsanweisungen, Arbeitstechniken und Lerntechniken in der täglichen Arbeit richtig anzuwenden. Auch die Fähigkeit eine strukturierte und prioritätenorientierte Patientenversorgung zu gewährleisten gehört zur Methoden Kompetenz (Ohder et al. 2016: S. 35).

2.1.5 Kommunikation

„Man kann nicht nicht kommunizieren" (Bender, 2016).

Jede Kommunikation ist eine Form des Verhaltens. Definiert ist Kommunikation als ein Prozess in welchem Nachrichten und Botschaften verbal (z.b. Worte, Sprache oder Grammatik), nonverbal (z.b. Körperhaltung, Kleidung, Mimik und Gestik) oder paraverbal (Stimmlage, welche wir nutzen um eine Botschaft übermitteln) von einem Sender an einen Empfänger übermittelt werden (Thamm, 2014: S. 20-21). Bereits bei Dienstübernahme sollte eine grundlegende Kommunikation zwischen den Teampartnern bestehen. Zu dieser zählt u.a. auch, wer welche Aufgaben in einem Einsatz übernimmt. Dadurch wird ein organisierter und strukturierter Einsatzverlauf gewährleistet (NAEMT, 2011: S. 86).

Jedes Patienten- und Übergabegespräch wird für sich selbst einen hohen Anspruch haben dieses adäquat zu führen. Wichtige Punkte für ein Anamnesegespräch sind:

- Aufbau einer vertrauensvollen Beziehung zwischen Patient (od. z.B. Angehörigen) und Helfern, beginnend mit einer angemessenen Grußformel und namentlicher Vorstellung.
- Vermeidung etwaiger Störfaktoren und eine angemessene Sprachwahl.
- Dem Patienten (od. z.B. Angehörigen) durch verbale und nonverbale Kommunikation signalisieren, das man ihm zuhört.
- Den Patienten (od. z.B. Angehörigen) in seinen Ausführungen weitestgehend nicht zu unterbrechen, nötige Sprachpausen jedoch tolerieren.

Auch sollten verbale oder nonverbale Emotionen des Patienten (od. z.B. Angehörigen) akzeptiert, registriert und bewertet werden. Eigene Emotionen können hier als Indikator hilfreich sein (Thamm, 2014: S. 20-21).

2.2 Elementarsinne - Sinnesorgane

2.2.1 Sehsinn - Inspektion

Durch die Inspektion (Sichtdiagnostik) können Informationen einer äußeren Betrachtung der Einsatzstelle oder des Patienten gesammelt und bewertet werden.

Beispielsweise können blasse Schleimhäute, bläuliche Lippen oder Mimik des Patienten direkt erkannt und bewertet werden. (Herbst, 1992: S58)

2.2.2 Hörsinn – akustische Informationsgewinnung

Der Einsatz des Hörsinns ist für eine Patientenversorgung sehr wichtig. So können bspw. bereits bei der initialen Beurteilung eines Patienten bestehende, pathologische Atemgeräusche wahrgenommen werden. Weitere Anwendungen des Hörsinns findet bei Auskultationen mit einem Stethoskop (z.B. der Lungen, des Herzens, etc..), oder bei der auskultatorischen Blutdruckmessung (Gefäßgeräusche) statt.

Es gilt allerdings zu bedenken, das durch äußere Faktoren, wie beispielsweise dem Verkehr, ein höherer Geräuschpegel angetroffen werden kann. In diesen Fällen ist eine akustische Beurteilung nicht zuverlässig (Herbst, et all., 1992: S. 58). Ebenso ist es möglich, eine Krepitation beim Aneinander reiben von gebrochenen Knochenstrukturen zu hören. Der Hörsinn wird auch bei der Kommunikation mit dem Patienten eingesetzt (Redelsteiner et all., 2011: S 247).

2.2.3 Fühl- oder Tastsinn - Palpation

Die Palpation beschreibt eine Untersuchung durch Betasten. Anwendung findet die Palpation im Rahmen einer Pulskontrolle, bei der Beurteilung der Haut (warm, kalt, trocken, schweißig) und beim Body-Check (Ganzkörperuntersuchung) (Redelsteiner et all., 2011: S 247).

2.2.4 Kombination aus Hörsinn und Fühl- oder Tastsinn – Information durch Perkussion

Wird die Oberfläche des Patienten beklopft, so spricht man hier von der Perkussion. Dabei wird aus den erzeugten Schalltönen versucht, Informationen der darunterliegenden Körperteile bzw. Organe zu gewinnen. (Redelsteiner, 2011: S. 247). Persönliche Erfahrungen zeigen, dass diese Untersuchungsmethode in der Präklinik selten eine Anwendung findet, da durch unterschiedliche Geräuschkulissen an Einsatzstellen oder im Einsatzahrzeug eine Beurteilung sich als schwierig erweist.

2.2.5 Riech- und Geschmackssinn

Auch sollten Gerüche an Einsatzstellen wahrgenommen werden. Sie vermitteln nicht nur Informationen sondern beeinflussen auch Gefühle bzw. warnen den Menschen in Zusammenhang mit dem Geschmackssinn vor möglichen Gefahren.

3.0 Grundlagen – Akronyme in Assessments

Jeder Patient im Rettungsdienst hat das Anrecht auf eine Patientenuntersuchung. Diese sollte professionell mit einer gezielten Beobachtung des zu behandelnden durchgeführt werden. Für ein adäquates erkennen oder auszuschließen von allgemeinen oder speziellen Symptomen sowie Hinweisen auf Verletzungen muss ein Patient vollständig untersucht werden. Durch ständiges Anwenden im Einsatz und bei Trainings in Aus-, Fort- und Weiterbildungen, sollten sich die Maßnahmen einer zielgerichteten Patientenuntersuchung und der individuellen Beobachtungsfähigkeit angeeignet werden.

Um eine Patientenuntersuchung adäquat durchführen zu können erfordert dies neben einem Fachwissen der Pathophysiologie, eine kontinuierliche Konzentration sowie ein realistisches verknüpfen von erworbenen Wissen und der Praxis. (Flake et al., 2016: S. 300)

3.1 Akronyme

Akro|nym oder Ak|ro|nym = gebildetes Kurzwort aus Anfangsbuchstaben mehrerer Wörter (Duden, 2016)

Die präklinische Versorgung von Notfallpatienten hat sich in den letzten Jahren zunehmend verändert. Diverse strukturierte Untersuchungstechniken, welche in angloamerikanischen Ländern schon seit Jahren praktiziert werden kamen in die Schweiz und nach Europa. In zertifizierten Kurssystemen wie z.B. dem Prehospital Trauma Life Support (PHTLS), Advanced Medical Life Support (AMLS) oder der American Heart Association (AHA) werden diverse Merkhilfen (Akronyme) vermittelt. Exemplarisch haben sich in Handlungsanweisungen (z.B. Algorithmen) folgende Akronyme etabliert: SSS, ABCDE, SAMPLER(S), OPQRST sowie die 4Hs und HITS. Aber nicht nur in Handlungsanweisungen, sondern auch in den Aus-, Fort- und Weiterbildungen der präklinisch eingesetzten Helfer haben sich diese Akronyme in den Curricularen durchgesetzt (Flake et al., 2016: S. 300).

3.1.1 Szenerie, Safety, Situation

Die drei SSS stehen für **S**zenerie, **S**afety, **S**ituation und könnten durch ein weiteres S den **S**upport ergänzt werden (Kuhnke). Eine erste Einschätzung der Einsatzstelle (**S**zenerie) beginnt mit dem Eintreffen der Helfer und muss in einem Weitwinkel durchgeführt werden. Unter anderem sollten sich folgende Fragen gestellt werden: Ist die Einsatzstelle sicher? Gibt es Hinweise auf eine Kinematik? Wenn ja, welche? Wie viele Personen sind betroffen? Ist ein Support (weitere Kräfte) erforderlich?

Ein sogenannter mikroskopischer Blick oder auch Tunnelblick (engl. tunnel vision) genannt, ist bei der Beurteilung der Einsatzstelle und bei der Patientenversorgung zu vermeiden. Dadurch vermeidet man eine Eigengefährdung des Personals und eine Fehleinschätzung des Patientenzustandes (Redelsteiner 201). Der Eigenschutz (**S**afety) des Helfers hat höchste Priorität. Auf Einsatzfahrten und an Einsatzstellen können vielfältige Gefahren (z.B. andere Verkehrsteilnehmer, gewalttätige Personen, Haustiere, etc.) bestehen, welche es zu beachten und auszuschließen gilt. Bei bestimmten Einsatzlagen kann man auch die Merkhilfe der 4E-1C-4E (Abb. 3.1) sinnvoll nutzen (Thöle, 2016: S.983) Da immer mit potentiellen Gefahren gerechnet werden muss, sollte man entsprechend darauf vorbereitet sein (z.B. Kommunikationsmittel einsatzbereit haben, Rückzug Möglichkeiten beachten, Tragen von Schutzkleidung, etc.). Auch ist durch den Helfer die Sicherheit des Patienten und seines Umfeldes sicherzustellen (Redelsteiner 2011: S. 248).

4E	1C	4E
• Atemgifte • Angstreaktionen • Atomare Gefahren • Ausbreitung	• Chemische Stoffe	• Explosion • Einsturz • Elektrizität • Erkrankung

Abbildung 3.1 Gefahrenmatrix – Gefahren an einer Einsatzstelle.

Nach ausschließen und beseitigen von Gefahren schließt sich die Analyse der vorgefundenen Situation an. Unter anderem geht es sich hier um die Fragen: Was für eine Situation liegt wirklich vor? Was hat zu diesem Ereignis geführt? Handelt es sich nur um eine verletzte oder erkrankte Person, oder sind noch weitere Personen betroffen? In welcher Entfernung befinden sich Spitäler, welche für die jeweilige Weiterbehandlung geeignet sind? Entscheidend für die weitere Behandlung des Patienten sind auch mögliche Belastungen und Kräfte (Kinematik) welche zu der Einschränkung der Gesundheit geführt haben. Ferner sind bereits Überlegungen eines möglichen Supports (Nachforderung von weiteren Einsatzkräften) im Rahmen der Analyse zum Gesamteindruck des Patienten zu erwägen (NAEMT, 2011: S. 86) Unter dem Begriff Support werden alle weiteren nachzufordernden Rettungskräfte und Rettungsmittel zusammengefasst. (Kuhnke). Frühzeitige Nachalarmierungen z.B. von Rettungshubschraubern bringen nur einen zeitlichen Nutzen, wenn die Indikationsstellung schnell dazu gestellt wird und der Transport auch mit diesem Rettungsmittel durchführbar ist.

Ebenso ist bei einer möglichen Nachforderung (Support) eines Rettungshubschraubers (RTH) daran zu denken, dass dieser bei schlechten Sichtverhältnissen nicht fliegen kann. Auch ist zu berücksichtigen, dass einige Rettungshubschrauber-Stationen (z.B. in Deutschland) nur von

Sonnenaufgang bis Sonnenuntergang eine Einsatzbereitschaft sicherstellen (Dönitz, Flake, 2015: S 488).

3.2 General Impression / First Look

Die initiale Bewertung des Bewusstseins erfolgt beim Patienten nach dem WASB-Schema welches sich vom englischen AVPU-Schema (Abb.3.2) ableitet. Im späteren Verlauf der Behandlung wird die Erhebung der Glasgow-Coma-Scale durchgeführt (Kuhnke). Ist eine Kommunikation mit dem Patienten möglich, sollte neben einer Vorstellung auch nach dem aktuellen Hauptproblem gefragt, der Puls getastet sowie das Hautkolorit und Hautbeschaffenheit bewertet werden. Wird bereits eine kritische Blutung (engl. critical bleeding) festgestellt, dann liegt der Fokus zunächst auf eine blutstillende Maßnahme (z.B. direkter Druck auf die Wunde). Grundsätzlich gilt, dass für lebensrettende Maßnahmen (z.B. Herzkreislaustillstand), von seinem Schema abgewichen wird. Der Ersteindruck, sollte innerhalb 10-15 Sekunden abgeschlossen sein, und die objektiven Daten des Bewusstseins (Neurologie), der Atmung und der Kreislauffunktion ermittelt sein (Abb. 3.2).

Alert	Verbal response	Painful stimuli	Unresponsive
Wach	Ansprache	Schmerz	Bewusstlos
Bewusstsein	Atmung	Puls	

Abbildung 3.2 AVPU, WASB und BAP-Schema

Mit den gewonnenen Daten, können die Patienten als potentiell kritisch oder potentiell unkritisch eingestuft werden. Um die Aufmerksamkeit im Team zu erhöhen, sollte die entsprechende Kategorisierung kommuniziert werden.

Die Praxis zeigt, dass bei Patienten welche in einer normalen Sprache auf Fragen adäquat antworten, eine ungehinderte Atmung vorweisen auch eine zerebrale Perfusion zu unterstellen ist. Antwortet der Patient abgehackt oder mit kurzen Sätzen, liegt ein Atemproblem vor. Von einer bedrohlichen Situation ist auch auszugehen, wenn der Patient nicht auf eine Ansprache reagiert (Dönitz, Flake, 2015: S. 488-489).

3.3 Primary oder Initial Assessment (Erstuntersuchung)

In der Erstuntersuchung wird durch den Helfer versucht sich einen allgemeinen Eindruck vom Patienten zu verschaffen. Dabei werden die Parameter Atmung, Kreislauf und Neurologie differenziert betrachtet. Die Priorität liegt bei der Identifikation und Behandlung von lebensbedrohlichen Situationen nach dem ABCDE-Schema. Dabei gilt, wenn ein behandlungsbedürftiges Problem erkannt wird, dies zunächst behandeln bevor man zum nächsten Untersuchungsschritt übergeht. Auch ist in diesem strukturierten und prioritätenorientierten Untersuchungsgang, welcher in der Regel zwischen einer und zwei Minuten dauert, eine Priorität festzulegen ob der Patient kritisch oder unkritisch ist. Hiervon ist auch Abhängig, ob zunächst eine Behandlung vor Ort durchführbar ist oder ein zügiger Transport mit weiterer Behandlung auf der Fahrt ins Spital erfolgt. Jede Zustands- und Lagerungsänderung sowie eine durchgeführte behandlungsbedürftige Maßnahme erfordert eine Reevaluation dieses Assessments (Dönitz et al., 2009: S. 30-33)

3.3.1 Airway (Atemwege) und Stabilisierung der Halswirbelsäule (HWS)

Grundsätzlich müssen die Atemwege des Patienten offen und frei sein. Bei einer vorhandenen Verlegung z.B. durch Blut, Fremdkörper oder Erbrochenes, müssen diese mit Hilfsmitteln (z.B. Magilzange oder Absaugeinheit) oder manuell freigemacht werden. Gefahren einer möglichen Verlegung müssen ebenfalls ausgeschlossen werden. Atemwegsobstruktion führen zu einer Hypoxie und dem Risiko lebensbedrohlicher Zustände. Auffallende Atemgeräusche wie z.B. ein Gurgeln oder Schnarchen geben den Hinweis auf Flüssigkeiten in den Atemwegen bzw. auf eine teilweise bestehende Atemwegsverlegung (Dönitz, Flake, 2015: S. 489). Sind die Atemwege durch ein zurückfallen der Zunge verlegt (bewusstloser Patient), dann muss eine HWS-Verletzung ausgeschlossen werden, bevor der Kopf rekliniert (überstreckt) werden kann. Kann eine HWS-Verletzung nicht ausgeschlossen werden, sind manuelle Methoden wie z.B. der Esmarsch-Handgriff anzuwenden. Eine Stabilisierung der HWS ist dann während allen Maßnahmen zur Atemwegssicherung oder Beatmung zu gewährleisten und unnötige Bewegungen sind zu vermeiden (NAEMT 2011: S. 107). Für ein erweitertes Airwaymanagement kommen Hilfsmittel wie Pharyngealtuben (Guedel- oder Wendl-Tuben) oder supraglottische Atemwegshilfen (Larynx-Tubus oder Larynxmaske) zum Einsatz. Guedel-Tuben sind nur bei tief bewusstlosen Patienten anzuwenden, da bei bestehenden Schutzreflexen ein Würge- und Brechreiz sowie die Gefahr eines Laryngospasmus besteht (NAEMT, 2011: S. 139). Wendl-Tuben werden von Patienten besser toleriert, können jedoch auch Erbrechen und einen Laryngospasmus auslösen. Bei Gesichtstraumen besteht durch eine Fraktur der Siebbeinplatte die Gefahr, dass der Wendl-Tubus in die Schädelhöhle eindringen könnte (AHA, 2011: S 45).

3.3.2 Belüftung (Breathing)

Die Qualität und Quantität der Atmung kann festgestellt werden, wenn die Atemwege frei sind. Das Ziel ist, dass in die Lungen des Patienten in wirksamer Weise (normale Atmung, assistierte oder kontrollierte Beatmung) Sauerstoff transportiert wird. Werden die Lungen unzureichend ventiliert, führt dies zu einer Hypoxie und zum Sauerstoffmangel im Gewebe (NAEMT, 2011: S. 107).

Bei dem Untersuchungsgang achtet man auf eine eventuell bestehende Zyanose, Anzeichen einer Atemnot (z.B. Einsatz der Atemhilfsmuskulatur) zählt die Atemfrequenz aus und schätzt den Atemrhythmus als normal oder paradox ein. Auch sollten vorhandene sichtbare bzw. gestaute

Halsvenen, Hautemphyseme, Prellmarken, Hämatome, Wunden, die Brustwandstabilität (Krepitationen) bzw. Brustwanddeformitäten erfasst werden. Bei einer Auskultation des Thorax können normale, auffällige oder fehlende Atemgeräusche wahrnehmen werden. Wird dabei ein Spannungspneumothorax festgestellt, so stellt dieser ein wesentliches Problem für die Circulation dar und muss bereits bei B erkannt sowie behandelt werden.

Liegt bei den Atemfrequenzen eine Bradypnoe (langsame Atmung) oder Tachypnoe (schnelle Atmung) vor müssen entsprechende Maßnahmen (Abb. 3.3) eingeleitet und die Ursache gefunden bzw. beseitigt werden. Bei einem Atemstillstand bzw. Schnappatmung ist unverzüglich mit einer Beatmung zu beginnen (Dönitz et al., 2009: S. 30-33).

Atemfrequenz (Atemzüge/min)	Management
langsam (< 12)	assistierte oder vollständige Beatmung mit ≥85% Sauerstoff (FiO$_2$ ≥ 85%)
normal (12-20)	Beobachtung; zusätzliche Sauerstoffgabe
schnell (20-30)	Sauerstoffgabe von ≥ 85% Sauerstoff (FiO$_2$ ≥85%)
abnormal schnell (> 30)	Assistierte Beatmung (FiO$_2$ ≥85%)

Abbildung 3.3 Atemwegsmanagement auf der Basis der spontanen Atemfrequenz (NAEMT, 2011: S. 108).

Wie aus Abbildung 3.3 zu entnehmen ist, erhält jeder kritische Patient hochdosiert Sauerstoff über eine Sauerstoffmaske mit Reservoir und einem Fluss von min. ≥ 10l/min. Grundsätzlich sollen pulsoxymetrisch gemessenen Sauerstoffwerte (SpO$_2$) von ≥ 95% angestrebt werden (NAEMT, 2011: S. 107). Nicht unerwähnt sollte an dieser Stelle auch der Hinweis bleiben, dass die Messung des endtidalen Kohlendioxids (Kapnografie), bei beatmeten Patienten als zwingend anzusehen ist. Bei Thoraxtraumen sollte man beachten, das schwere innere Blutungen (Hämathothorax) bestehen könnten. Auch sollte bei einer schweren Kreislaufdepression an ein B-Problem (Spannungspneumothorax) gedacht werden (Dönitz, Flake, 2015: S. 489).

3.3.3 Kreislauf sowie Blutungskontrolle (Circulation)

Zunächst einmal gilt zu beachten, das schwere Blutungen eine zentrale Ursache für das Versterben von Traumapatienten sind. Daher gehört neben einer Blutungskontrolle von bereits versorgten kritischen Blutungen, das Feststellen kritischer inneren Blutungen. Besonders innere Blutungen im abdominalen Bereich und durch Frakturen im Becken bzw. der großen Röhrenknochen (Femur) sind zu nennen. Eine Behandlung dieser ist ausschließlich in einem Spital möglich. Die allgemeinen Untersuchungsschritte sind in Tabelle 3.4 zusammengefasst

Untersuchung (fühlen, tasten, palpieren, Hören)	Bewertung
Puls (peripher und/oder zentral) **Blutdruck** bei <u>nicht</u> traumatisierten Patienten als mögliche Ursache erheben / bei traumatisierten Patienten, wenn Zeit dazu ist(!)	• Frequenz, Qualität, Regelmäßigkeit • Blutdruck o Hypotonie, Normal, Hypertonie • nicht aussagekräftig in der Phase des kompensierten Schocks
Haut	• Farbe, Temperatur, Feuchtigkeit

Rekapillarisierungszeit
 Hinweis: Eine Bewertung dieses Wertes sollte nicht isoliert erfolgen, sondern im Zusammenhang mit anderen Bewertungen.
	• < 2 Sekunden
	  o > 2 Sekunden, Problem der peripheren Durchblutung
	  o > 2 Sekunden ggf. kalte Umgebung (!)

Abdomen	• Palpieren (weich, hart, Abwehrspannung) • Hämatome, Prellmarken, Verletzungen

Becken
 (nur bei traumatischen Hinweis)
	• KISS
	  o Kinematik
	  o Inspektion
	  o Schmerz
	  o Stabilisation (Beckenschlinge)

Oberschenkel
 (nur bei traumatischen Hinweis)
	• Palpieren, Tasten, Fühlen
	  o Krepitationsgeräusche?
	  o Offene zu versorgende Wunden?

Elektro-Kardio-Gramm	• Bei <u>nicht</u> traumatisch Verletzten Personen zur primären Diagnostik o Bei Verdacht auf ein ACS muss im Verlauf ein 12-Kanal-EKG geschrieben werden • Bei traumatischen Patienten zur Vervollständigung des Monitorings im Fahrzeug (Zeitfaktor berücksichtigen)

Tabelle 3.4 Untersuchungsschritte von Circulation

Wenn ein oder mehrere Faktoren des KISS-Schemas bei der Beckenbeurteilung zutreffend ist, ist die Indikation zur Anlage einer Beckenschlinge gestellt.

Bei korrekter Anlage vermeidet sie Schmerzen, ein offener Beckenring würde stabilisiert und das Volumen im kleinen Becken verkleinern (Kulla et al., 2014: S. 575-583).

Wie bereits oben beschrieben müssen starke, sowie lebensbedrohliche äußere Blutungen sofort behandelt werden. Neben direkter Kompression auf die Wunde, einer entsprechenden Lagerung oder einer sofortigen Anlage eines Tourniquets (gemäß den S-3 Leitlinien) können diese kontrolliert werden (AWMFG, 2016). In der Literatur wird die Position zur Anlage eines Tourniquets wie folgt beschrieben: Tourniquets sollen so distal wie möglich (min. 5 cm) eine Handbreit proximal zur Wunde platziert bzw. bei größeren Blutungsquellen z.B. Amputationsverletzungen soweit wie möglich proximal platziert werden (Kulla et al., 2014: S. 575-583).

Alle Patienten profitieren wesentlich von einer Beurteilung der Kreislaufsituation. Bei nicht traumatisierten Patienten ist die Becken- und Oberschenkeluntersuchung initial nicht nötig, kann jedoch im weiteren Verlauf vervollständigt werden. Als eine invasive Maßnahme kann ein intravenöser Zugang gelegt werden, sofern dieser sich erforderlich zeigt. Im Rahmen von Reanimationen und/oder Traumapatienten kann bei schlechten Venenverhältnissen oder vergeblichen Versuchen eines intravenösen Zugangs zu legen, ein intraossärer Zugang erforderlich sein. Alle Patienten mit Anzeichen einer Kreislaufzentralisation und Tachykardie sollten am besten vorgewärmte Infusionslösungen (balancierte Vollelektrolytlösung) erhalten, wenn keine kardiale Ursache im Raum steht (Flake et al. 2016: S. 302).

3.3.4 Neurologische Defizite (Disability)

Die neurologische Untersuchung beinhaltet die Erhebung der Glasgow-Coma-Scale (Augen öffnen, beste verbale Reaktion, und beste motorische Reaktion) (Abb.). Auch wird der Pupillenstatus (Größe, Gleichheit, Lichtreaktion) als möglicher Indikator einer Zentralen-Nervensystem-Verletzung überprüft. Grundsätzlich sollte bei allen Patienten, welche eine Reduzierung des Bewusstseins aufweisen, ein Blutzuckerwert erhoben werden. Es sollte auch auf Hinweise wie Alkohol- oder Drogeneinwirkung geachtet werden. Eine mögliche Beeinträchtigung des Bewusstseins durch eine Hypoxie oder durch eine Perfusionsstörung sollte bereits bei Breathing bzw. Circulation erkannt und behandelt worden sein (Flake et al. 2016: S. 302). Liegt der Verdacht eines Schlaganfalls vor, so kann dies anhand des FAST-Schemas (Abb. 3.5) überprüft werden (Kuhnke).

Face (Gesicht)	Gibt es einen Hinweis auf eine halbseitige Gesichtslähmung?
Arms (Arme)	Gibt es einen Hinweis auf eine einseitige Lähmung durch den Arm-Halteversuch?
Speech (Sprache)	Gibt es Hinweise auf eine verwaschene Sprache oder z.B. Wortfindungsstörungen?
Time (Zeit)	Es sollte ein schnellstmöglicher Transport in ein geeignetes Spital erfolgen!

Abbildung 3.5 FAST-Schema zur Identifizierung von Kriterien die auf einen Schlaganfall hinweisen.

3.3.5 Entkleiden, Untersuchen, Wärmeerhalt (Exposure/Environment)

Im abschließenden Untersuchungsabschnitt des Primary Survey geht es sich darum, die noch fehlenden Körperregionen zu untersuchen. Hier findet letztlich eine Ganzkörperuntersuchung (Body-Check) statt. Dazu muss ein Traumapatient entkleidet werden, damit bei ihm keine relevanten Verletzungen übersehen werden. Aber auch bei einem nicht traumatischen Patienten ist es hilfreich, diesen zu entkleiden. Hier könnten bspw. Wassereinlagerungen in den Beinen, ein venöser oder arterieller Verschluss übersehen werden. Natürlich sollte eine Entkleidung des Patienten immer den Umgebungsbedingungen angepasst stattfinden. Auch sollte, wenn noch nicht erfolgt, an den Wärmeerhalt gedacht werden. Sollte bis zum jetzigen Zeitpunkt noch keine Entscheidung darüber getroffen worden sein ob der Patient kritisch oder unkritisch ist, sollte diese Entscheidung an dieser

Stelle getroffen werden. Gleichzeitig ist dies der Übergang zum Secondary Survey (Flake et al. 2016: S. 302-303).

3.4. Zweituntersuchung (Secondary Assessment)

Grundsätzlich wird zwischen der Eigen- und Fremdanamnese unterschieden. Bei beiden Formen möchte man viele Informationen über die Patientenhistorie (Patientengeschichte) und dem akuten Leiden in Erfahrung bringen. Es ist hilfreich bei solchen Gesprächen eine gezielte Fragetechnik anzuwenden. Dies ermöglicht nicht nur das der Patient oder Dritte das akute Leiden darstellen können, sondern auch das keine Fragen doppelt gestellt werden. Letzteres wäre unproduktiv und würde zu weiterem Stress bei Patienten oder dritten Personen führen. Für die gezielte Informationsgewinnung bieten sich die Akronyme SAMPLER(S) und OPQRST-Verfahren an. Diese können in der Eigen- und Fremdanamnese angewendet werden.

3.4.1 SAMPLER – Anamnese

Durch die SAMPLER-Anamnese sollen keine wichtigen Informationen bei der Befragung des Patienten vergessen werden. Ergänzend kann bei Patientinnen im gebärfähigen Alter noch nach einer möglichen Schwangerschaft (S) gefragt werden. Hierzu würde sich das Schema um ein weiteres S erweitern.

Symptome

Bei der Datenerhebung muss zwischen Befunde und **Symptome** unterschieden werden. Befunde sind objektive Daten, welche vom Helfer erhoben (z.B. Puls) und beobachtet (z.B. Lippenzyanose) werden können. Symptome (z.B. Schwindel) sind Beschwerden welche der Patient als subjektives Empfinden äußert. Erhobene Befunde und die gebotenen Symptome des Patienten sind die Grundlagen für eine Arbeitsdiagnose. Ergänzend würde sich hierzu das OPQRST-Schema anbieten (Flake et al. 2016: S. 303-305).

Allergien

Die Frage nach **Allergien** ist nicht uninteressant. Sie kann die Ursache für das akute Problem sein (z.B. Nahrungsmittel, Parfüm, oder Medikamenteneinnahme), oder bei Verabreichung eines Medikaments zu einem Problem führen. Spätestens bei einer Übergabe im Spital sind diese Informationen interessant (Flake et al. 2016: S. 303-305).

Medikation

Ebenso ist die Frage nach bereits eingenommener akuter oder regelmäßiger **Medikation**, für die weitere Behandlung interessant. Gerade in Bezug auf aktuell eingenommener bzw. einzunehmender Medikamente können deren Nebenwirkungen oder eine unbewusste bzw. bewusste falsche

Einnahme für die bestehenden Beschwerden verantwortlich sein. Diese Informationen sind auch für eine mögliche Applikation von Medikamenten durch den Helfer von Bedeutung. Besonders im Hinblick auf Interaktionen von eingenommener Medikation und zu verabreichender Medikation (z.B. Viagra vs. Nitrolingualspray). Auch können diese Informationen schon Hinweise auf mögliche Vorerkrankungen sein (Flake et al. 2016: S. 303-305).

Patientenhistorie

Wie ist die medizinische **Patientenhistorie**? Dabei sind alle Informationen der Patientenvorgeschichte zu berücksichtigen. Beschreibt ein Patient bspw., dass er diese Beschwerden kennt und bereits vor ein paar Tagen den Rettungsdienst verständigte, ist dies für die weitere Arbeitsdiagnose hilfreich. Auch können z.B. Informationen über eine kürzlich zurückliegende proktologische Operation und jetzige anale Blutung die Arbeitsdiagnosen einschränken (Flake et al. 2016: S.303-305).

Letzte Mahlzeit / Letzte Ausscheidung

Wann hat der Patient das **letzte** Mal etwas gegessen und/oder getrunken? Interessant sind diese Informationen in der Präklinik, wenn eine Narkoseeinleitung bevorsteht um ein Aspirationsrisiko abwägen zu können. Aber auch für Diagnostik von Krankheitsbildern ist diese hilfreich. Daher sollte bei akuten Bauchbeschwerden der Patient gezielt fragen, ob ihm etwas beim Konsumieren von Nahrung oder Trinken aufgefallen ist. Ebenso bietet sich die Fragestellung nach Auffälligkeiten beim Wasserlassen bzw. Stuhlverhalten an (Flake et al. 2016: S. 303-305).

Ereignis

Was passierte genau? Hier sollen wichtige Informationen zum aktuellen **Ereignis** gesammelt werden. Beispielsweise macht es einen Unterschied in der Behandlung, ob ein Sturz mit dem Fahrrad durch einen in unmittelbarer Nähe liegenden Gegenstand auf der Straße verursacht wurde, oder ob der Sturz durch eine bestehende Hypoglykämie entstand (Flake et al. 2016: S. 303-305).

Risikofaktoren

Viele Aspekte sind bei den **Risikofaktoren** zu berücksichtigen. Risikofaktoren werden meist mit Nikotin- und Alkoholabusus, Adipositas, Diabetes oder einer Hypertonie in Verbindung gebracht. Doch gibt es auch andere Faktoren die hier bedacht werden sollten. So sind u.a. für ältere Menschen bspw. Teppichkanten oder für kleine Kinder fehlende Treppengitter ein erhöhtes Risiko für Stürze. Auch eine bestehende Demenz bei älteren Menschen und eine Unwissenheit bei Kindern können zu gefährlichen Situationen bei zugänglichen Medikamenten (Bunte Pillen = Smarties) führen. Durch Lesen der Einsatzstelle und Befragung von Patienten und Angehörigen können letztlich Risikofaktoren aufgedeckt und in der Behandlung berücksichtigt werden (Flake et al. 2016: S. 303-305).

3.4.2 OPQRST – Anamnese

Beim OPQRST-Schema geht es sich primär um den Beginn und den zeitlichen Verlauf der akuten Beschwerden und/oder Schmerzen. Es ist ein Schema welches unterstützend zum SAMPLER-Schema die Ursachen der akuten Situation eingrenzen kann. Dabei ist es hilfreich dieses Schema unmittelbar beim S vom SAMPLER zu hinterfragen.

Onset (Beginn und Ursprung)

Bei **O**nset sollen Informationen darüber gewonnen werden, wann und durch was die Schmerzen oder Beschwerden auftraten? Traten diese akut auf, oder entwickelten sie sich über einen längeren Zeitraum? Auch sind begleitende Symptome, wie z.B. Übelkeit, Erbrechen oder Schwindel zu berücksichtigen. All diese Fragen helfen bei der Eingrenzung der Ursachen (Flake et al. 2016: S. 306-308)

Palliation/Provocation (Linderung und Verschlecherung)

Gibt es Möglichkeiten die Schmerzen oder Beschwerden zu lindern? Oder gibt es Lagerungen, welche diese Verstärken? Dieser Frage geht man bei **P**alliation / **P**rovocation nach. Manchmal kommt es vor, das Patienten schon selbst darüber berichten, dass die Beschwerden oder Schmerzen in bestimmten Positionen als eine Linderung bzw. als Verschlechterung dieser empfunden werden (Flake et al. 2016: S. 306-308).

Quality (Qualität der Schmerzen oder Beschwerden)

Besonders bei Schmerzen kann die **Q**ualität dieser bei der Datenerhebung ein besonderer Hinweis sein. Schmerzen werden in viszerale (Eingeweide), somatische und kolikartige Schmerz unterschieden. Viszerale Schmerzen sind dumpf und eher nicht genau zu lokalisieren, dies kann auf eine Erkrankung der inneren Organe hinweisen. Somatische Schmerzen sind hingegen lokalisierbar und werden vom Betroffenen als stechend oder scharf beschrieben. Kolikartige Schmerzen sind durch einen wellenförmigen Schmerz (z.B. Nierensteine) charakterisiert (Flake et al. 2016: S. 306-308).

Region/Radiation

Ebenso ist es interessant ob der Schmerz nur lokal empfunden wird oder ob dieser in eine andere **R**egion ausstrahlt. Besonders zu erwähnen sei hier das Phänomen des übertragenen Schmerz

(Abb.3.6).

Tab. 17.2. Übertragener Schmerz (NAEMT 2013)

Lokalisation	Organ
Schmerzen in der linken Schulter	Reizung des Zwerchfells (Blut oder Luft aus einer Ruptur anderer abdomineller Organe wie Ovarien, Milzruptur, Myokardinfarkt)
Schmerzen in der rechten Schulter	Leberreizung, Gallenblasenschmerzen, Reizung des Zwerchfells
Schmerzen im rechten Schulterblatt	Leber und Gallenblase
Oberbauch, epigastrisch	Magen, Lunge, Herz
Umbilikal, und den Nabel	Dünndarm, Blinddarm (Appendix)
Rücken	Aorta, Magen und Pankreas
Flanken und Leistengegend	Niere, Ureter
Perineum	Harnblase
Suprapubisch	Harnblase, Kolon

Abbildung 3.6 Übertragener Schmerz (NAEMT 2013)

Severity (Intensität von Schmerzen und Beschwerden)

Eine weitere wichtige Information ist die Stärke von Schmerzen oder Beschwerden. Für diese Frage bietet sich die numerische Rating Skala (NRS) von 0-10 an. Beschreibt der Patient das er keine Schmerzen hat sind dies 0 Punkte, bei extremen Schmerzen würde dies mit 10 Punkten bewertet.

Ebenso kann ein Patient mit dieser NRS auch andere Beschwerden wie z.B. ein Empfinden seiner Übelkeit beschreiben.

Time (zeitlicher Verlauf)

Letztlich ist auch der zeitliche Verlauf (Time) der Schmerzen oder Beschwerden eine Interessante Frage für die weitere Versorgung und Behandlung des Patienten. Hieraus resultieren auch Entscheidungen für einen etwaigen zügigen Transport (z.B. Schlaganfall) in das nächst geeignete Spital.

Oder auch die Frage, ob für einen Patienten mit einem ST-Hebungsinfarkt (STEMI) noch rechtzeitig ein Spital mit einer Katheterintervention (PCI) erreicht werden kann, oder eine präklinische Lysetherapie indiziert ist. Ferner können sich bei dieser Frage Diagnosen erhärten oder aber auch ausgeschlossen werden.

4.0 Ergebnisse einer Onlineumfrage

Welchen Stellenwert haben Akronyme in der präklinischen Anwendung?

Um dieser Fragestellung nachzugehen führte der Verfasser dieser Fallstudie Im Zeitraum vom 11.07.-16.09.2016 eine anonyme Online-Befragung in ausgewählten Gruppen von Social Network Sites und durch die persönliche Zustellung des Links an Emailadressen in der Schweiz, Österreich und Deutschland durch. Insgesamt beteiligten sich an dieser Umfrage 520 in der Präklinik beschäftigte Personen mit unterschiedlich medizinischen Qualifikationen. Die zu bewerteten Rückmeldungen stammen aus Dänemark (3), Deutschland (339), Österreich (89) Schweiz (88) und Ungarn (1).

Aufgrund der unterschiedlichen Teilnahme medizinischer Qualifikationen (Abb. 4.1) konnten somit realistische Daten erhoben werden.

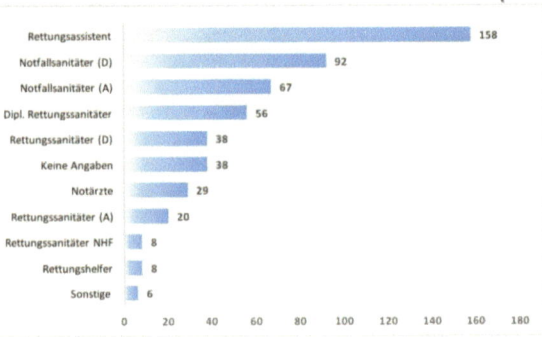

Abbildung 4.1 Verteilung der teilnehmenden Qualifikationen

In den Kernfragen der Umfrage ging es sich um den Bekanntheitsgrad und die präklinische Anwendung von den Akronymen ABCDE, SAMPLER und OPQRST in der täglichen Arbeit. Zunächst stellte sich die Frage, ob für eine strukturierte Versorgung entsprechende SOP`S oder Algorithmen in den Rettungsdienstbereichen vorhanden wären. Hier antworteten 43,7% mit einem Nein und 56,3% mit einem Ja, welche jedoch nicht einem einheitlichen System gleichen. Der Bekanntheitsgrad der Akronyme ABCDE-, OPQRST- und SAMPLER-Schema liegt über 84.03%, wie in der Grafik dargestellt. Dies lässt eine grundsätzliche Anwendung dieser in der präklinischen Anwendung erwarten. Unter 16% der Teilnehmer kannten Einzelne Akronyme nicht.

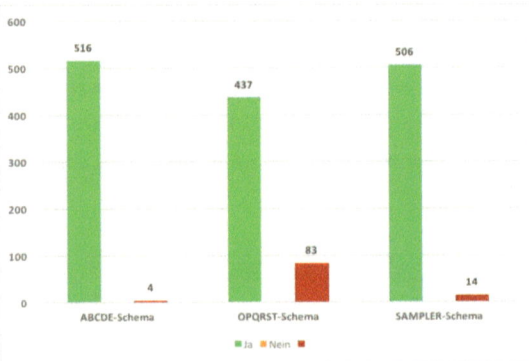

Abbildung 4.2 Bekanntheitsgrad der Merkhilfen ABCDE, OPQRST- und SAMPLER Schema

Obwohl das ABCDE-Schema mit 99,23% einen hohen Bekanntheitswert hat, wird es in der täglichen Arbeit laut der geführten Statistik nur in 68,46% immer, in 23,07% meistens, in 5,2% manchmal und in 1,2% selten angewendet, 2,07% enthielten sich bei der Beantwortung (Abb. 4.3).

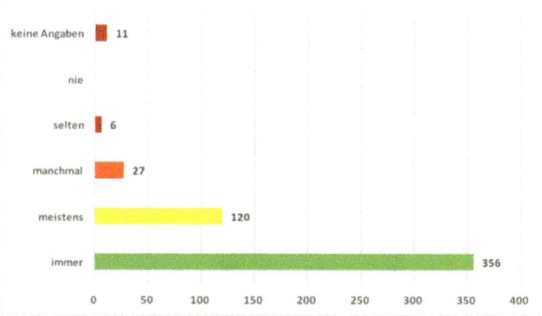

Abbildung 4.3 Anwendung vom ABCDE-Schema in der präklinischen Versorgung

In der Bekanntheitsgradstatistik lag das SAMPLER-Schema bei 68,7%. Angewendet wird es in 59,42% immer, in 24,43% meistens, in 7,5% manchmal, in 1,35% selten, in 2,3% nie. In 5% gab es keine Rückmeldung (Abb. 4.4).

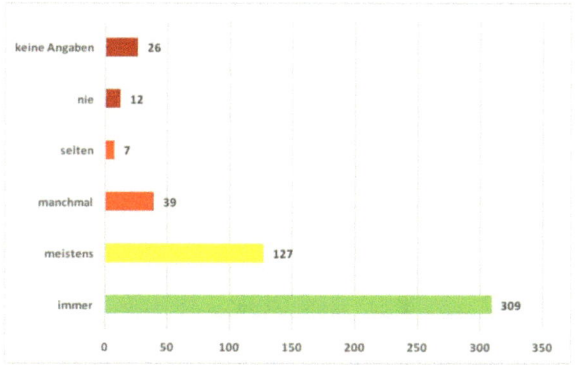

Abbildung 4.4 Anwendung vom SAMPLER-Schema in präklinischen Versorgung

Das OPQRST-Schema lag in der Gesamtauswertung bei 84,03%. Die Anwendungen liegen jedoch weit unter 50% bei der täglichen Arbeit.

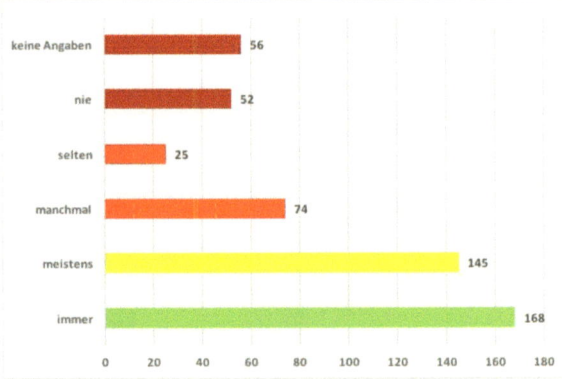

Anwendung 4.5 Anwendung vom OPQRST--Schema in präklinischen Versorgung

Interessant war auch die Auswertung nach der sicheren Durchführung von den gängigen Akronymen des ABCDE-, SAMPLER- und OPQRST-Schema. Hier gaben die Befragten an, das sich 36% sehr sicher, 42% sicher, 21% der Situation angepasst sicher und 1% fühlte sich unsicher fühlen würden.

5.0 Fazit

Für jeden einzelnen Patienten ist ein Notfall ein akut eingetretenes Ereignis welches seine Gesundheit beeinträchtigt. Meist ist dieses auch eine neue und unbekannte Situation. Aber auch für die Helfer ist jeder Einsatz in eine neue Herausforderung in einer neuen und unbekannten Umgebung. In der man sich zuerst einmal zurechtfinden muss. Handlungskompetenzen die in sog. Kompetenzdimensionen aufgeteilt sind, bilden die Grundvoraussetzungen für eine präklinische Versorgung und zeichnen einen Helfer im Rettungsdienst aus.

Grundsätzlich ist ein strukturiertes und prioritätenorientiertes Arbeiten mit Akronymen im Rettungsdienst nichts Neues mehr. Neben dem altbewährten BAP-Schema, welches intuitiv bei jedem Patienten im Ersteindruck erhoben wird sind die Akronyme aus SSS, ABCDE-, SAMPLER(S)- und OPQRST-Schema weitestgehend bekannt.

Inhaltlich befassen sich diese mit einer ersten Einschätzung der Einsatzstelle, mit dem Eigenschutz, dem Schutz für Patienten und Dritten sowie der Analyse der vorgefundenen Situation (SSS) und der Allgemeinen Infrastruktur (Zielspitäler, weitere Kräfte und Einsatzmittel).

Um eine strukturierte Patientenversorgung beginnen zu können bedarf es einer Ersteinschätzung (General Impression) des Patienten unter Einsatz der Elementarsinne.

In der anschließenden Erstuntersuchung (ABCDE) liegt die Priorität durch gezielte Untersuchungsschritte, behandlungsbedürftige Probleme zu erkennen und zu behandeln.

Hieran schließen sich die Eigen- oder Fremdanamnesen an, welche jedoch situativ nicht immer möglich sind. In diesen Patientengesprächen oder z.B. Angehörigengespräche werden weitere wichtige gezielte Informationen über den Patienten gewonnen (SAMPLER und OPQRST).

Persönlichen Erfahrungen und Ergebnisse der Datenanalyse zeigen, das eine kontinuierliche Anwendung dieser Akronyme bei einer strukturierten Untersuchung nicht bei jedem Patienten stattfindet. Akronyme sind nicht nur eine Hilfe für eine strukturierte und prioritätenorientierte Patientenversorgung, sondern sie vermeiden auch Stress. Eine sichere und kontinuierliche Anwendung setzt voraus, dass diese Schemata bei jedem (Notfall-) Patienten Anwendung finden. Zertifizierte Kurssysteme und Rettungsdienstschulen bilden zwar ihre Schüler und Teilnehmer in diesen Akronymen aus, doch dies allein reicht nicht aus!

Die Anwendung von einer strukturierten und prioritätenorientierten Patientenversorgung mit den Akronymen des SSS, ABCDE-, SAMPLER- und OPQRST-Schema ist im präklinischen Einsatz sicher und einfach anwendbar. Durch eine kontinuierlich strukturierte Anwendung der Schemata sollten keine Fragen offenbleiben um eine prioritätenorientierte Versorgung und Behandlung des Patienten zu gewährleisten. Ferner wird vermieden, das Fragen doppelt gestellt werden und sich dadurch die primäre Patientenversorgung verlängert. Auch ist durch ein kontinuierliches Reassessment des ABCDE-Schemas gewährleistet das keine lebensbedrohlichen Situationen übersehen werden.

Daher sollte man stets die Sinnesorgane im Einklang mit der Szenerie, Situation sowie der Sicherheit und dem Ersteindruck des Patienten sehen. Allein durch den Einsatz der Sinnesorgane können viele Informationen der Einsatzstelle und des Patienten wahrgenommen werden. Patienten, Angehörige oder Dritte erwarten von den Helfern in einer Notfallsituation meistens schnelle und professionelle Hilfe. Der Helfer darf sich aber in seiner Position nicht aus der Ruhe bringen lassen und muss auch in stressigen Situationen kompetent und professionell bleiben. Stressige Situationen werden jeden Tag von den Helfern erlebt. Nicht nur im Einsatz, sondern auch zwischen den Teamzusammensetzungen kann es zu stressigen Situationen kommen. Vor jeder Dienstübernahme sollten im Team klare Regeln getroffen werden, wer welche Position im Einsatz wahrnimmt, dies vermeidet einen zusätzlichen Stress an der Einsatzstelle und sorgt für ein strukturiertes und prioritätenorientiertes Arbeiten im Einsatz und am Patienten. Jeder Helfer sollte im Einsatz die Merkhilfen des ABCDE-, SAMPLER(S)- und OPQRST-Schemas kennen und nach ihnen arbeiten. Das Benutzen von Algorithmen ist als eine Unterstützung von einer strukturierten und prioritätenorientierten Versorgung zu sehen. Sie beschreiben Diagnosen aber Patienten bieten dem Helfer Symptome, die es zuerkennen gilt.

5.1 Konsequenzen

Als Instruktor von PHTLTS (CH, A und D) und der AHA sowie als Dozent im Rettungsdienst ist das Thema einer strukturierten und prioritätenorientierten Patientenversorgung ein ständig aktuelles Thema für mich. Doch beschäftigt man sich mit dieser Thematik etwas intensiver als sonst, kommt man schnell zu dem Entschluss, dass diese zu einem komplexen Thema werden können. Viele Teilnehmer aus den zertifizierten Kursen und den Aus-, Fort- und Weiterbildungen an Rettungsdienstschulen geben durchweg ein positives Feedback in der Anwendung der Assessments. Doch im Alltagstrott werden sie dann wieder nicht kontinuierlich angewendet. Im direkten Vergleich zwischen dem deutschen und schweizerischen Rettungsdienst musste ich feststellen, dass allein das Einfordern eines strukturierten Assessments bei Patientenübergaben in Spitälern der Schweiz einen persönlich fördert und auch in seiner Arbeitsweise stärkt.

Damit alle eine Sprache sprechen ist es erforderlich, dass alle in der präklinischen Versorgung nach einem strukturierten und prioritätenorientierten Schema arbeiten. Dafür ist es zunächst erforderlich, dass alle Fachdisziplinen kontinuierlich an gemeinsamen Schulungen teilnehmen. Daran sollten sich regelmäßige Supervisionen nach einem Raster (Anhang) anschließen.

Danksagung

Eine Facharbeit zu schreiben bedeutet nicht nur sich mit dem Thema auseinanderzusetzen, sondern auch viel Zeit zu investieren. Es gab Momente, da hat man den Durchblick verloren oder man konzentrierte sich auf zu viele Punkte, welche man unbedingt verarbeiten wollte. Man hätte diese Facharbeit mit einem Dschungel von Buchstaben füllen können, doch ist es erst einmal wichtig, dass alle eine gemeinsame Sprache nach dem ABCDE-, SAMPLER- und OPQRST-Schema sprechen.

An dieser Stelle möchte ich allen Kollegen danken, welche den Online-Fragebogen ausgefüllt haben und mir somit einige Ideen haben zukommen lassen sowie den Kollegen mit welchen ich über das ABCDE philosophieren durfte, ob positiv oder negativ.

Ein ganz besonderer Dank geht an meine Kinder Joschua, Jill und Marvin sowie an meine Frau Ivonne!

Sie waren es, die mich in den letzten Wochen gestärkt und den Rücken freigehalten haben.

Quellenverzeichnis

Abbildungen

- Abb. 3.1 Thamm, A. (2016), Gefahrenmatrix-Gefahren an der Einsatzstelle. Breisach, eigene Abbildung
- Abb. 3.2 Thamm, A. (2016), AVPU, WASB und BAP-Schema. Breisach, eigene Abbildung
- Abb. 3.3 NAEMT (2011) Präklinisches Traumamanagement: S. 108. München, Urban & Fischer
- Abb. 3.4 Thamm, A. (2016) Untersuchungsschritte von Circulation. Breisach, eigene Abbildung
- Abb. 3.5 Thamm, A. (2016) FAST-Schema zur Identifizierung von Kriterien die auf einen Schlaganfall hinweisen. Breisach, eigene Abbildung
- Abb. 3.6 Flake, F. Dönitz, S., Hoffmann B.A. (2016) Notfallsanitäter Heute: S. 307. München, Urban & Fischer
- Abb. 4.1 Thamm, A. (2016) Verteilung der teilnehmenden Qualifikationen. Breisach, eigene Abbildung
- Abb. 4.2 Thamm, A. (2016) Bekanntheitsgrad der Merkhilfen ABCDE, OPQRST und SAMPLER-Schema. Breisach, eigene Abbildung
- Abb. 4.3 Thamm, A. (2016) Anwendung vom ABCDE-Schema in der präklinischen Versorgung. Breisach, eigene Abbildung
- Abb. 4.4 Thamm, A. (2016) Anwendung vom SAMPLER-Schema in der präklinischen Versorgung. Breisach, eigene Abbildung
- Abb. 4.5 Thamm, A. (2016) Anwendung vom OPQRST-Schema in der präklinischen Versorgung. Breisach, eigene Abbildung

Bücher mit Autoren der Kapitel

- Flake, F., Dönitz, S., Hoffmann, B. (2016) Notfallsanitäter Heute. München, Urban & Fischer
- Herbst, H. (1992) Rettungssanitäter – Rettungsassistent, Ein Leitfaden für die Ausbildung und Praxis. Stuttgart, Hippokrates
- Ohder, M., Thamm, A., Karutz, H., Runggaldier. (2016) Notfallsanitäter Heute. München, Urban & Fischer
- Redelsteiner, C. (2011) Das Handbuch für Notfall- und Rettungssanitäter. Wien, Braumüller
- Thöle, M. (2016) Notfallsanitäter Heute. München, Urban & Fischer

Bücher mit Herausgebern

- AHA. (2012) Erweiterte Maßnahmen der kardiovaskulären Reanimation (ACLS). Berlin, ABW Wissenschaftsverlag

- Dönitz, S. Flake, F. (2015) Mensch Körper Krankheit für den Rettungsdienst. München, Urban & Fischer

- NAEMT. (2012) Präklinisches Traumamanagemet. München, Urban & Fischer

Fachzeitschriften

- Dönitz, S., Grusnik, H.M. (2009) Untersuchung von Notfallpatienten: ABCDE – voll Okay! | Rettungsdienst 11/2009

- M. Kulla, D. Hinck, M. Bernhard, U. Schweigkofler, M. Helm, B. Hossfeld (2014) Prähospitale Therapiestrategien für traumaassoziierte, kritische Blutungen | Notfall und Rettungsmedizin 07/2014

- Thamm, A. (2014) Menschliche Kommunikation im Rettungsdienst | Der Notfallsanitäter 04/2014

Internet

- AWMF [05.10.2016] Leitlinie Polytrauma / Schwerverletzten-Behandlung. http://www.awmf.org/uploads/tx_szleitlinien/012-019l_S3_Polytrauma_Schwerverletzten-Behandlung_2016-09.pdf

- Bender, S. [Stand 04.10.2016] Paul Watzlawick über menschliche Kommunikation…. http://www.paulwatzlawick.de/paulwatzlawick.html

- Duden [Stand 10.10.2016] Akronym. Bedeutungsübersicht. http://www.duden.de/rechtschreibung/Akronym

- Schäfer, Blank, Schneider [09.10.2016] Immobilisation. Fortbildung FRRP2012 https://www.aelrd-rlp.de/aelrd/content/e58/e522/e609/e617/5_Schaefer_Immobilisation_2h.pdf

Poster

- Kuhnke, R. (ohne Datum) retten! macht Sie fit für den Einsatz. | Stuttgart, Thieme Verlag

BEI GRIN MACHT SICH IHR WISSEN BEZAHLT

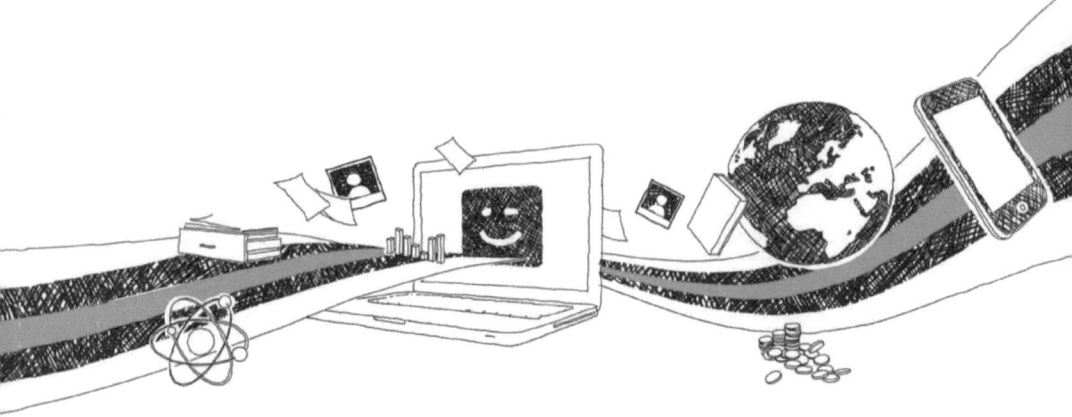

- Wir veröffentlichen Ihre Hausarbeit, Bachelor- und Masterarbeit

- Ihr eigenes eBook und Buch - weltweit in allen wichtigen Shops

- Verdienen Sie an jedem Verkauf

Jetzt bei www.GRIN.com hochladen und kostenlos publizieren

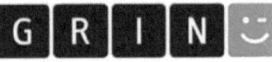